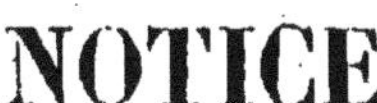

NOTICE

SUR LES

TRAITEMENTS

MAGNÉTIQUE

ET

HOMŒOPATHICO-HYDROTHÉRAPIQUE

PAR

V. DUMEZ,

MÉDECIN-SOMNAMBULE.

PARIS

CHEZ L'AUTEUR, 24, RUE DE LUXEMBOURG.

1851.

NOTICE

SUR LES

TRAITEMENTS

MAGNÉTIQUE

ET

HOMŒOPATHICO-HYDROTHÉRAPIQUE

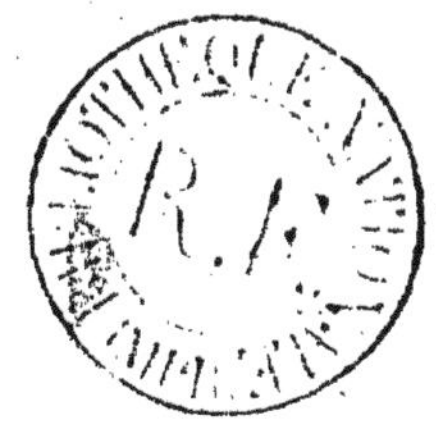

PAR

V. DUMEZ,

MÉDECIN-SOMNAMBULE.

PARIS

CHEZ L'AUTEUR, 24, RUE DE LUXEMBOURG.

1851.

NOTICE

SUR LES

TRAITEMENTS MAGNÉTIQUE

ET

HOMŒOPATHICO-HYDROTHÉRAPIQUE.

§ 1er. — Situation médicale.

Tout le monde a pu constater les progrès scientifiques de notre siècle, et en particulier les progrès dans l'ordre médical. Cependant, il faut l'avouer, dans ce dernier ordre, c'est moins la médecine elle-même, que l'ensemble des sciences accessoires, qui est en progrès. La thérapeutique ou l'art de guérir, la partie vraiment constitutive de la médecine, n'est point constituée. Si le médecin se distingue, dans la société, par une instruction éminente, c'est moins en raison de la sûreté et de la certitude de ses moyens de traitement, qu'en raison de ses connaissances avancées en anatomie, physiologie, pathologie, etc., toutes parties qui se rattachent plus particulièrement aux sciences naturelles et physiques.

La théorie, la science, les principes de la thérapeutique et de la matière médicale, sont encore à fonder.

Qu'on parcoure l'histoire de la thérapeutique ou des traitements en médecine, et l'on pourra lire une histoire des variations telle qu'il n'en fut jamais écrit ni dans l'ordre politique, ni dans l'ordre religieux.

C'est le cas de rappeler les paroles d'un médecin célèbre à une de ses clientes, l'interrogeant sur les vertus attribuées à un remède en renom : « *Hâtez-vous, Madame, d'en faire usage pendant qu'il guérit.* » Mot spirituel qui assimilait la valeur du plus grand nombre des remèdes à celle des objets de fantaisie.

Quelle peut être la cause de cette incertitude et de cette variation continuelle dans la pratique médicale? « Nous ne pouvons, » disait dernièrement Magendie en pleine chaire au Collége de France, « nous ne pouvons, quand un malade » guérit, démontrer que c'est *par le moyen* de » nos remèdes, ou *malgré* nos remèdes, que la » guérison s'est opérée. »

C'est qu'en effet la médecine classique, la médecine usuelle, n'a aucun moyen de constater et d'établir la nature et l'efficacité des remèdes qu'elle emploie. Un médecin traite par tel moyen, un autre médecin traite par tel autre moyen ; tous les deux ont des succès ou des échecs. De ce que l'un guérit plus souvent, s'ensuit-il, logiquement et nécessairement, que son remède soit spécifique ou même supérieur ? Aucunement ; au moins ne pourra-t-il le constater, vu l'impossibilité où il est d'établir la vertu de son traitement sur un principe dont l'évidence se fasse sentir à tous et en toute circonstance.

Au milieu de cet amas confus de remèdes différents, indiqués dans les livres de l'école, à la suite de la description de chaque maladie, qui peut se reconnaître et choisir? — Il manque le fil d'Ariane pour sortir de ce labyrinthe. — Que de fautes, d'erreurs, d'imprudences ont, par suite, été commises au préjudice des malades ! On se demande encore si l'emploi de tous ces remèdes n'a pas été plus funeste qu'utile à l'humanité souffrante.

De là est né, en matière médicale, ce que l'on a si justement stigmatisé sous le nom de polypharmacie (*surabondance, confusion, manie des drogues*) ; de là est né ce découragement dans l'esprit d'un grand nombre de médecins, qui semblent être tombés dans un doute ou scepticisme complet ; de là est né ce découragement encore plus grand chez la plupart des malades, qui sont tout prêts à répéter les anathèmes et les épigrammes de Molière contre la médecine et ses docteurs.

Les esprits sérieux, savants et réfléchis ont dû chercher à faire sortir la science médicale de cet état d'anarchie. Avant tout, le besoin de simplifier la thérapeutique et la matière médicale s'est fait sentir.

La moitié au moins de la clientèle intelligente, surtout à Paris, a abandonné la thérapeutique classique, et l'on peut dire que presque toutes les grandes guérisons ont été opérées, depuis quelque temps, par des hommes et des systèmes que les facultés s'obstinent à rejeter hors de leur sein et de leurs programmes.

Parmi ces systèmes nouveaux se distinguent surtout : *l'Homœopathie* , immense protestation contre cette absence de principes et de certitude dans la thérapeutique et la matière médicale de l'école ; *l'Hydrothérapie*, tentative heureuse et couronnée de succès, de médication simple, facile, accessible au bon sens et aux moyens de tous ; enfin et par dessus tout, le *Magnétisme*, qui doit opérer une révolution, non-seulement dans la thérapeutique, mais encore dans la physiologie et l'étude de l'homme tout entier.

§ II. — Ce qui nous a conduit à l'étude du magnétisme.

Guéri jeune encore par le traitement magnétique; plus que cela, étant tombé, à cette occasion, dans le sommeil dit magnétique, les savants et amis qui nous observèrent dans cet état constatèrent les phénomènes somnambuliques les plus complets et les plus étonnants qu'on eût encore vus.

N'ayant pas conscience et souvenir de ce qui se passait en nous, lorsque nous étions ainsi soumis à l'action magnétique, nous ne pouvons que répéter ici, avec simplicité et franchise, sans emphase ni charlatanerie, ce que les spectateurs sérieux nous ont rapporté, ou, mieux encore, relater le résultat des principales observations que nous avons nous-même dictées, lorsque nous nous trouvions en cet état.

Plusieurs savants magnétiseurs et médecins firent sur nous des études. Ces expériences, qui furent faites et répétées en province et surtout à

Paris, nous mirent tout naturellement en rapport avec le monde magnétiseur, avec les somnambules et la classe déjà nombreuse des clients ou malades qui se font traiter par le magnétisme.

Nous ne fûmes pas longtemps à nous apercevoir que si cette découverte était la cause de tant de résultats heureux pour la science et la santé publique, elle était aussi, par le fait de l'ignorance ou de la charlatanerie d'un grand nombre de ceux qui se livraient à son exercice, la cause d'erreurs, de préjugés et souvent de malheurs incalculables.

Ce fut alors que, suivant à la fois nos goûts et les conseils des savants et amis qui nous entouraient, nous prîmes la résolution de parcourir nous-même le champ des études médicales, et de travailler à unir, ce qui ne s'était point encore vu, la science acquise du médecin à la lucidité instinctive du somnambule.

Nos études médicales terminées, notre diplôme obtenu devant la faculté de médecine de Paris, nous pûmes alors, avec plus de liberté et de sécurité, observer et apprécier, d'une part les affirmations et les prétentions diverses des magnétiseurs et des somnambules, de l'autre les négations et les critiques des médecins et des corps savants, à l'endroit du magnétisme.

Les critiques de ces derniers, nous devons l'avouer, étaient loin d'être sans fondement. Si les médecins rejetaient et condamnaient à tort les manifestations d'une vérité nouvellement formulée, quoique incontestable d'ailleurs, il n'en faut pas moins convenir que cette vérité était trop souvent enveloppée et rendue solidaire d'erreurs et de mensonges qui la rendaient méconnaissable. Aussi, ce reproche d'absence de principes simples et logiques, adressé à la thérapeutique de l'école, pouvait-il être renvoyé avec succès par les médecins à la médication magnétique elle-même.

Quelles garanties, en effet, pouvaient offrir la plupart des magnétiseurs et des somnambules? Quelles observations pouvaient faire des hommes qui n'avaient aucunes données scientifiques, et, par suite, aucun moyen de critique et de contrôle? Comment pouvaient-ils caractériser et différencier les conclusions du magnétisme des conclusions ou affirmations des autres doctrines? Quel lien d'unité, quelle méthode convenue, quelle règle commune dans la manière de procéder pouvait-il exister entre tous ces sectateurs du magnétisme; et, par conséquent, à quelles observations sérieuses, à quelles inductions scientifiques pouvaient-ils être conduits?

Nous résolûmes de travailler à faire sortir le

magnétisme de cet état d'anarchie et de guerre civile avec la science, et de lui obtenir en quelque sorte des lettres de nationalité dans un monde jusqu'alors étranger, pour ne pas dire ennemi. Nul ne pourra apprécier tout ce que nous avons eu à souffrir, tout ce que nous avons dû sacrifier pour mener à fin une entreprise aussi généreuse et loyale de notre part, que difficile et périlleuse en elle-même. Mais notre idée était juste, utile; c'était pour nous un devoir de la poursuivre.

Notre marche était naturellement tracée par notre position exceptionnelle. Médecin et somnambule, nous pouvions, tour-à-tour, éclairer et étendre les données de la science du médecin par les intuitions du somnambule, rectifier et contrôler les intuitions spontanées du somnambule par les lumières positives du médecin. Somnambule, nous sortions de la routine, nous faisions appel aux traitements et tentatives nouvelles; médecin, nous étions en état de ne point exposer nos malades aux dangers d'expériences aventureuses, et aussi de ranger avec ordre et intelligence les observations théoriques et pratiques énoncées et écrites pendant les heures de notre somnambulisme lucide.

Avec ces notes, nous avons pu composer, en quelque sorte, un corps de doctrine, tout un code de thérapeutique, et en apprécier ensuite, dans notre pratique médicale, la vérité et l'efficacité.

Le temps est venu de conclure. Peut-être ces conclusions seront-elles utiles à la science. C'est notre plus grand désir. Puissent-elles servir à simplifier et à baser scientifiquement la thérapeutique et la matière médicale ; à diminuer le nombre des maladies prétendues incurables ; à défendre la vie et les intérêts des malades contre les abus et l'exploitation de l'ignorance et de la spéculation.

Notre but n'est point ici de faire un traité de thérapeutique et de matière médicale. Ce sera l'objet d'une publication postérieure plus étendue.

Dans cette notice, nous nous adressons à tous, désireux d'être compris de tous; nous devons donc être court, simple, utile, pratique avant tout.

Nous ne croyons pouvoir mieux atteindre ce but qu'en rendant public le jugement que nous avons porté d'une manière générale, comme médecin et somnambule, sur la plupart des traitements aujourd'hui en vogue et en usage, en exposant avec brièveté et franchise les principes et la méthode des moyens de traitement qui nous sont propres, et que nous avons eu occasion d'employer, le plus souvent, avec succès.

§ III. — Usage que l'on peut faire du magnétisme dans le traitement des maladies.

Quelques-uns ont voulu poser le magnétisme comme le moyen universel de guérir. Nous avons toujours été ennemi de l'exagération. Nous nous garderons donc d'adopter cette proposition comme une vérité démontrée.

Cependant on peut dire que si le magnétisme n'est point le remède unique, le remède universel et *direct* pour le traitement de toutes les maladies, il est au moins, toujours, un auxiliaire puissant et salutaire, un moyen *indirect* très efficace d'action, en quelque maladie que ce puisse être.

Le magnétisme est, comme science, l'étude proprement dite du système nerveux, et, comme application, l'action exercée sur le système nerveux de certains individus par le système nerveux d'autres individus.

Directement donc, le magnétisme doit avoir et a en effet une action curative puissante dans toutes les maladies nerveuses; sur ce point, c'est vraiment le remède propre et spécifique. Que de cas d'épilepsie, de paralysie, etc, déclarés incurables par la médecine ordinaire et guéris très-promptement par le magnétisme, ne pourrait-on pas citer? — Il guérit, et souvent en quelques mois, la plupart des surdités de naissance; et, en rendant l'ouïe, il arrive à rendre l'usage de la parole, dont la perte n'est jamais que la conséquence de la surdité.

Son action est encore victorieuse dans toutes les maladies qui sont une conséquence naturelle de l'atonie et de l'épuisement du système nerveux.

Il est impossible de décrire l'effet salutaire et prompt que le magnétisme opère dans les affections des personnes de tempérament lymphatique.

Dans les maladies de langueur et d'épuisement, dans toutes les maladies chroniques, il semble vraiment que, en régénérant le système nerveux, il régénère en même temps et le sang et la lymphe, tous les fluides et liquides de l'organisme humain. Cela se fait remarquer surtout quand le magnétiseur est fort et sain au physique, sage au moral, réglé et instruit dans son action et ses procédés magnétiques : conditions malheureusement trop rares chez la plupart des magnétiseurs ou plutôt des endormeurs de profession, qui exercent le magnétisme comme un métier ou en font une vile spéculation.

Dans la grande classe des maladies inflammatoires des maladies du sang, l'action du magnétisme n'est ni directe ni spécifique ; mais l'influence indirecte qu'elle exerce est on ne peut plus utile en tous ces cas. Actionner le système nerveux, c'est actionner indirectement tous les autres systèmes. Ne ferait-on que diminuer, sinon détruire totalement la douleur dans ces maladies, qu'on aiderait puissamment à leur guérison. N'est-il pas reconnu, en effet, que cette douleur, suite et effet de l'inflammation, devient à son tour une des grandes causes d'irritation, et tend, par conséquent, à accroître l'inflammation elle-même d'après cet axiome célèbre : *ubi stimulus, ibi fluxus.*

Enumérer ici tous les cas particuliers où la médication magnétique est nécessaire ou seulement utile, exposer les procédés scientifiques qui doivent diriger le malade ou le praticien dans tous ces cas, ce serait se jeter dans des détails qui entraîneraient la composition d'un volume entier de thérapeutique, de théorie et de pratique magnétique. Nous renvoyons à plus tard ces détails.

Signalons plutôt, quoique brièvement, un des

avantages du magnétisme qui universalisent le plus son action, celui par lequel il étend son domaine non-seulement sur la médecine, mais encore sur la psychologie, les sciences physiques et naturelles, et même théologiques. Nous bornant ici à la médecine proprement dite, nous devons proclamer que les inventeurs et défenseurs du magnétisme ont, par la découverte du somnambulisme lucide, ouvert à la science de l'homme, de sa vie et de sa conservation, un horizon tout nouveau.

§ IV. — Emploi de la lucidité somnambulique.

Nous sommes loin de nier assurément que la découverte du somnambulisme magnétique n'ait donné carrière à bien des extravagances en théorie, à bien des mensonges ou des jongleries en pratique. De quoi n'a-t-on pas abusé et ne peut-on pas abuser ? C'est une condition de notre nature, semble-t-il, que la vérité ne se manifeste et ne se développe que par exclusion, par rejet successif des erreurs qui l'égarent ou des mensonges qui l'exploitent.

Mais ceci ne doit point nous rendre à tout jamais

sceptique et hostile à l'endroit des applications vraies, utiles, qu'on peut faire de cette faculté nouvelle.

Cette faculté somnambulique est comme un sens nouveau développé en l'homme, sens ayant pour but de voir ou de sentir le mal qui blesse l'organisme humain, et le remède qui peut le rétablir.

Force nous a été à nous-même de constater et d'admettre les faits dont nous étions l'instrument, sans en être proprement le spectateur, puisque, au réveil, nous n'avons jamais souvenir des impressions éprouvées en cet état.

Quelles belles pages on pourrait écrire sur cette faculté, et par suite sur les rapports du magnétisme avec les sciences physiques et naturelles, d'une part, avec les sciences philosophiques et théologiques, de l'autre !

Ce fluide nerveux, vital, magnétique, comme on voudra l'appeler, semble vraiment le lien des deux substances matérielle et spirituelle, le médiateur plastique des deux vies organique et animique, le milieu où se reflètent, se répercutent et se résument les phénomènes et les manifestations de deux mondes, du monde inférieur des corps et du monde supérieur des esprits. Nous regrettons de ne pouvoir développer sur ce point toutes nos idées. Nous aimerions surtout à entrer dans l'appréciation morale de cette nouvelle science pour dissiper des préjugés nombreux, mais respectables, qui naissent souvent dans les esprits les plus droits et dans les âmes vraiment pures, à l'endroit de la moralité du magnétisme comme expérience scientifique, et surtout comme moyen thérapeutique. Mais cela nous entraînerait loin des bornes que nous nous sommes imposées. Nous croyons, du reste, remplir un devoir de conscience en engageant toutes les personnes consciencieuses et honnêtes à ne jamais s'adresser qu'à des magnétiseurs d'une science et d'une intégrité morale bien établies.

Nous nous contenterons, dans cette appréciation sommaire du somnambulisme lucide, de constater les résultats nouveaux que cette faculté, développée en nous, nous a permis d'adopter comme d'importantes vérités, confirmées ensuite par notre étude et notre pratique médicale.

Médecin et somnambule, nous croyons avoir procédé, avec avantage pour nos clients et en toute rigueur et convenance pour les savants, en soumettant les lumières et les impressions du somnambule aux épreuves de l'expérience et au contrôle de la science.

2

Tout s'enchaîne et s'harmonise dans le domaine du vrai. Les révélations intuitives de la conscience et des facultés somnambuliques ne peuvent être en contradiction avec les données positives et démontrées de la science. Nous avons, sans crainte, rapproché les affirmations du somnambule des enseignements et des croyances du médecin. Connaissant les nouveaux systèmes qui tendent à renouveler de fond en comble la thérapeutique médicale, nous avons pu les soumettre, chacun à leur tour, à l'appréciation et au jugement de la lucidité instinctive et toute naturelle du somnambule. Sans idées préconçues, sans système arrêté à l'avance ; en garde contre l'obstination doctrinale des corps savants, aussi bien que contre les aberrations et les utopies de certains magnétiseurs exaltés, nous avons tout fait pour observer avec attention, classer avec ordre, conclure avec logique et impartialité.

Enfin nous avons fait appel à la sanction de l'expérience. De nombreux malades ont suivi nos traitements. Nous avons pu examiner les cas les plus étranges et les plus compliqués de pathologie. En position mille fois de parler et d'agir, après que la médecine de l'école avait examiné, agi, conclu, désespéré, et de le faire avec succès, et surtout avec un succès régulier et constant, nous pouvons, ce nous semble, tirer nos conclusions, et livrer à la conscience des malades, à l'appréciation de nos confrères, l'exposé suivant des traitements médicaux, auxquels nous nous sommes plus particulièrement arrêté.

§ V. Traitement homœopathico-hydrothérapique.

CONCLUSION.

Posons d'abord quelques principes, en langage simple, accessible à toutes les intelligences.

La force qui fait que nous existons, qui tend à nous conserver la vie, est aussi celle qui lutte contre les agents, qui tendent à altérer nos organes ou à troubler le jéu normal de leurs fonctions.

C'est surtout cette force, ce principe de résistance aux influences délétères, que le médecin doit avoir en vue de secourir et de seconder. Il doit aider la nature, en elle-même, dans le sens de sa propre direction, et non chercher à en créer une factice, au moyen de mille combinaisons chimiques et pharmaceutiques.

Quand un malade, mis dans les conditions les plus favorables pour triompher par lui-même de l'action du mal, ne peut y parvenir, il est bien probable que, quoi qu'on fasse, à quelque ingrédient ou ingestion pharmaceutique qu'on ait recours, il ne pourra guérir. Toutes ces tentatives forcées n'aboutissent, le plus souvent, qu'à faire succomber plus vite et plus sûrement la victime.

Ces principes admis par bien des écoles et des systèmes, en particulier par l'hydrothérapie et la médecine dérivative, ne doivent cependant pas être poussés jusqu'à l'exagération. Il y a certainement bien des cas où une médication pharmaceutique appliquée convenablement peut et doit neutraliser la cause ou précipiter l'agent producteur de la maladie. Et c'est en proclamant ces vérités incontestables que l'homœopathie complète l'hydrothérapie et se différencie d'elle.

Expulser ou neutraliser la matière, l'agent, causes premières et principales de la désorganisation, semble toujours le résumé de nos ordonnances somnambuliques.

Maintenant, quant au mode d'administration et de traitement, cette même lucidité somnambulique a toujours incliné à donner gain de cause aux homœopathes sur leurs adversaires, à reconnaître, dans les premiers, une thérapeutique plus savante et une méthode d'application plus efficace (1).

Enfin cette même lucidité nous a convaincu de l'absurdité de traiter les maladies en général, et les maladies de poitrine en particulier, par un procédé ou mode d'administration pharmaceutique qui ne permet, en quelque sorte, de porter l'action du remède ailleurs que sur l'estomac: aussi avons-nous dû nous préoccuper des moyens

---

(1) On se fait très-souvent une fausse idée de l'homœopathie. — Un grand nombre confondent cette médication avec l'administration de petits globules en gouttes, autrement dit, de doses infinitésimales. On ne sait pas assez qu'on peut être homœopathe, véritable disciple d'Hahnemann, sans adopter précisément de pareilles idées, ni un pareil mode de traitement. L'homœopathie consiste à traiter, en partant du principe: *similia similibus curantur*. Quiconque admet ce principe est homœopathe. En ce sens, les médecins allopathes, les médecins de l'École, sont homœopathes dans le traitement de la fièvre et de la petite vérole. Qu'est-ce en effet que le quinquina et la vaccine, sinon des remèdes homœopathiques par excellence ?

chimiques de volatiliser les remèdes, et des moyens mécaniques de les faire arriver en quelque endroit du corps que ce soit, et surtout à la poitrine, en passant par les voies aériennes.

Pour expulser du corps les matières corrompues, nuisibles, impropres à la nutrition, nous avons tout d'abord recours à l'eau, à la sueur. Nous croyons, avec les hydropathes, qu'il vaut mieux expulser et dériver par la peau externe que par la peau interne, ainsi que le font les partisans exagérés des purgatifs et des vomitifs.

Maintenant, il faut ajouter que les hydropathes, outre qu'ils sont trop absolus dans le rejet des agents pharmaceutiques (*qu'ils ne sauraient trop, du reste, comment ingérer*), n'ont guère su perfectionner leur méthode d'application. Au moyen des appareils Richard que nous avons adoptés et perfectionnés, nous sommes parvenus à obtenir en quelques jours des résultats que les hydropathes n'obtiennent pas souvent au bout de plusieurs semaines (1).

---

(1) **Administration des remèdes par les voies aériennes.** — Nous devons quelques explications particulières sur ce qui fait en quelque sorte la base de notre méthode de traitement.

Ceux qui ont vu fonctionner nos appareils connaissent les effets prodigieux, instantanés, que ce mode de médication produit, et cela, nous avons le droit de le proclamer, sans qu'il nous

---

Jusqu'ici les remèdes ou médicaments ont presque toujours été administrés par l'estomac.

Ce mode d'administration a de graves inconvénients. Il nous sera facile de les faire comprendre.

Premièrement: les muqueuses de l'estomac et des intestins sont d'une sensibilité extraordinaire, un rien les irrite et les enflamme; or, presque tous les remèdes sont plus ou moins des poisons ou des agents puissants d'irritation et de décomposition.

Secondement : l'estomac et les intestins ont des fonctions propres et particulières à remplir, d'une telle importance et d'une telle nécessité, que le moindre trouble qu'elles pourraient éprouver réagirait de la manière la plus désastreuse sur l'économie tout entière.

Troisièmement : l'ingestion des remèdes dans l'estomac contraint presque toujours de modifier le régime alimentaire, dont le maintien et la conservation normale seraient cependant de la plus grande utilité pour l'élaboration du sang, cette sève de l'organisme humain, l'agent par excellence de la vie et de l'accroissement, le principe de notre force, le point d'appui de la résistance contre tout agent externe de destruction.

Quatrièmement enfin : le remède administré par l'estomac est obligé de suivre un parcours si long, si exposé aux chances de perturbation, avant son introduction dans l'artère qui doit le distribuer aux parties malades, que bien souvent il arrive, ou trop tard, ou à moitié neutralisé, et par conséquent inefficace.

Nous sommes étonné, vraiment, que ces inconvénients de

soit jamais arrivé le moindre accident. Il est vrai que nous avons toujours apporté dans leur emploi l'attention, la vigilance et toute la perfection de détail possible.

Nous engageons les confrères qui voudront nous

---

l'administration des remèdes, par les voies digestives, n'aient point été senties plus tôt, et qu'on n'ait point encore tenté l'emploi d'une autre méthode.

C'est ce que nous avons fait pour notre compte.

Les voies aériennes ne nous ont pas paru sujettes aux mêmes inconvénients que les voies digestives, dans l'administration des médicaments.

Premièrement : les muqueuses des bronches et de la poitrine sont bien moins sensibles, bien moins irritables que celles de l'estomac. Obligés de respirer dès l'enfance au sein d'une atmosphère souvent chargée de gaz et de principes délétères, la sensibilité bronchique et pulmonaire a dû être émoussée, et, par là, prémunie contre bien des accidents ultérieurs.

Deuxièmement: le remède volatilisé, ou réduit à l'état de vapeur, a beaucoup plus d'action curative que celui administré à l'état liquide ou solide. Mieux divisé, il pénètre davantage, il est absorbé d'une manière plus prompte; en sorte qu'une faible dose de médicament produit souvent un effet bien plus efficace, quoique par une action bien moins périlleuse, que les quantités considérables de liquides et de solides ingérés dans l'estomac, qui y passent, souvent, sans être digérés ou absorbés, ou qui n'y produisent trop fréquemment qu'une maladie, ou une désorganisation locale des muqueuses de l'estomac et de l'intestin sur lesquelles ils tombent.

Troisièmement : l'action du médicament, administré au moyen

imiter à apporter beaucoup de bonne volonté, des vues aussi larges que désintéressées dans l'établissement de leur maison et l'acquisition de leurs instruments de traitement, et de plus, un soin, une vigilance extrême, une surveillance

---

de l'inspiration, est instantanée.—Quel trajet est obligé de suivre le médicament ingéré dans l'estomac, pour de l'estomac arriver dans le sang artériel, et, par lui, dans tout l'organisme, où sa fonction est d'y atteindre, neutraliser ou précipiter le principe morbide? Il faut d'abord que l'estomac le digère, puis que les vaisseaux chylifères qui s'ouvrent dans les intestins l'absorbent. Les vaisseaux chylifères doivent le conduire dans le canal thoracique, celui-ci dans la veine sous-clavière, la veine sous-clavière dans l'oreillette droite du cœur, l'oreillette droite dans le ventricule droit; du ventricule droit il faut qu'il aille dans le poumon, chargé de l'élaboration du sang vital et régénérateur, pour, de là, revenir à l'oreillette et au ventricule gauches du cœur, d'où, enfin, il est lancé dans l'aorte et toutes les ramifications artérielles. — Quel voyage! que de déperditions doivent se faire dans la route!

Puisque c'est dans les poumons que le sang est élaboré, reçoit les dernières qualités qui le rendent propre à servir de sève à l'organisme, puisque c'est de là qu'il part pour retourner au côté gauche du cœur, chargé cette fois de le lancer dans toutes les parties du corps, pourquoi alors ne pas envoyer directement le remède, à l'état de vapeur, dans les poumons, qui le mêleront au sang, dans une combinaison intime, et, de là, l'enverront rapidement, et encore tout vivant de sa vertu propre, dans toutes les parties malades?

Pendant ce temps, l'estomac ne sera point dérangé de ses fonctions. La transpiration, au contraire, suite nécessaire de l'inspiration de vapeurs chaudes, amènera l'irritation à la peau

de tout instant pendant les heures d'opération, ainsi qu'une grande bienveillance à écouter, observer et soulager les malades. Sans cela, qu'ils laissent là notre médication et qu'ils continuent de traiter par ordonnances. Certes, c'est un métier plus facile. Il n'en coûte guère d'ordonnancer, et d'abandonner ensuite les ordonnances à tous les caprices du malade, à l'inexpérience des surveillants et au hasard des circonstances. Mais ce n'est pas ainsi qu'on guérit ; et le but, que doit tout d'abord se proposer un médecin, c'est de guérir, et cela le plus tôt, le plus radicalement qu'il est possible.

Quant à nous, par ce traitement combiné de l'homœopathie et de l'hydrothérapie dirigé dans son application mécanique par les appareils de volatilisation, nous sommes arrivé à guérir, souvent en quelques heures et sans recourir à la

---

externe. Les muqueuses internes seront alors dégagées, et elles pourront se livrer tout entières à leurs fonctions. Le régime alimentaire ne recevra point de modifications perturbatrices, et l'estomac, au lieu de compliquer la maladie, par ses propres dérangements, unira ses efforts à tous ceux des autres organes, pour travailler à l'élaboration d'un sang généreux et abondant, propre à nourrir le corps et à le défendre contre les agents de destruction.

saignée, des fluxions de poitrine qui, sans cela, eussent suivi les phases accoutumées, reconnues et constatées par la science.

Les crises nerveuses ne peuvent continuer longtemps sous l'influence d'une pareille médication, secondée surtout par le traitement magnétique. Au bout de quelques jours et souvent de quelques heures, une personne est débarrassée de ce que l'on appelle vulgairement les humeurs ou les matières putrides qui peuvent se trouver en elle.

Toutes les maladies de langueur et les maladies chroniques passent presque subitement à l'état de crises qui tendent à secouer l'organisme pour lui redonner la vie et l'activité. On ne tarde guère à voir le sang rejeter les parties corrompues, les muscles reprendre du ton et de l'élasticité, l'appétit reparaître, et avec lui le grand moyen de régénération physiologique.

Nous adjoignons, ordinairement, au traitement par la sueur et l'eau et les doses homœopathiques, à ce traitement qui s'adresse plus spécialement aux parties solides et liquides, dont le sang est l'origine et la résultante tout à la fois, le traitement non moins important des fluides malades, ce que n'ont point su faire jusqu'ici les hydrosudopathes ni même les homœopathes. Ici notre grand moyen a été tout naturellement la magnétisation.

Mais nous ne nous sommes point borné, comme certains magnétiseurs de profession, à l'usage exclusif du magnétisme humain, autrement dit du magnétisme animal. Fidèle à notre principe de suivre en tout les lois de la nature, qui sont véritablement les lois de la science, nous avons encore su utiliser l'emploi du magnétisme minéral, et en particulier du fluide électrique. — *Magnétisme* dans le traitement des affections dont le siége est dans les fluides ou le système nerveux; *traitement homœopathico-hydrothérapique* dans les maladies inflammatoires, et toutes celles dont le siége est plus particulièrement dans le sang; *lucidité somnambulique* pour éclairer le diagnostic des maladies et le choix des médicaments : voilà, en quelques mots, le résumé de notre système de médication.

Nous reconnaissons mieux que personne l'étendue et l'efficacité de la médication purement homœopathique, mais nous savons aussi combien cette médication est souvent impraticable, soit par l'impossibilité de faire adopter aux malades un régime aussi sévère que celui exigé par les principes de cette méthode, soit par la présence si générale du mercure, ou de quelque autre agent pharmaceutique, dans les organismes malades, agents qui contrarient fortement, s'ils ne neutralisent pas tout-à-fait, l'influence des médicaments homœopathiques.

Porté à composer cette notice, uniquement par désir de faire avancer la science, de diriger sur des points utiles les observations de nos confrères, et d'arriver, peut-être, par là, à régénérer l'hygiène et la santé publiques, et à diminuer des souffrances physiques qui viennent augmenter les souffrances déjà si cruelles du monde politique et social, nous ne nous arrêterons pas à faire l'historique de nos succès personnels. Nous laissons à la reconnaissance des malades que nous avons guéris, et parmi lesquels s'en trouvent un grand nombre qui se sont fait un nom dans les lettres, les sciences et la politique, ou qui se distinguent par leur position de fortune, à rendre hommage au dévouement et à la bonne foi que nous avons toujours apportés dans nos relations, ainsi qu'à l'efficacité et aux résultats vraiment extraordinaires du mode de médication que nous venons de recommander. Puissent-ils, par là, aider à la propagation de principes et de procédés médicaux que nous croyons utiles à l'humanité!

Puissions-nous aussi, par l'exposé de ces principes vraiment conciliateurs, faire cesser cet état d'hostilité croissante entre les divers systèmes médicaux, entre l'École et les novateurs ; et en particulier entre le magnétisme, l'homœopathie et l'hydrothérapie d'une part, et la médecine classique de l'autre.

Peut-être n'arriverons-nous qu'à obtenir la critique des deux camps ennemis. Que n'avons-nous pas eu déjà à souffrir pour nos idées, et notre courage à persévérer dans nos études et nos procédés! Nous nous consolerons de ces nouvelles attaques, et des sacrifices qu'elles nous imposeront, en pensant, au moins, au soulagement et au bonheur que nous aurons procuré à un grand nombre de malades qui, en dehors de notre médication, n'eussent peut-être jamais trouvé le moyen de guérir.

PARIS. — IMPRIMERIE CENTRALE DE NAPOLÉON CHAIX ET Cie, RUE BERGÈRE, 20.

www.ingramcontent.com/pod-product-compliance
Ingram Content Group UK Ltd.
Pitfield, Milton Keynes, MK11 3LW, UK
UKHW012121240726
13965UKWH00005B/1889